BEI GRIN MACHT SICH IHR WISSEN BEZAHLT

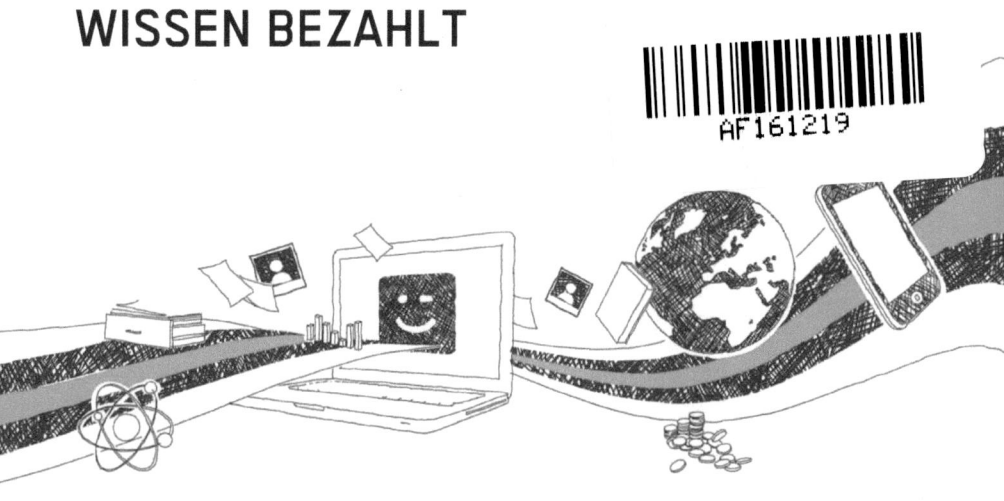

- Wir veröffentlichen Ihre Hausarbeit, Bachelor- und Masterarbeit

- Ihr eigenes eBook und Buch - weltweit in allen wichtigen Shops

- Verdienen Sie an jedem Verkauf

Jetzt bei www.GRIN.com hochladen und kostenlos publizieren

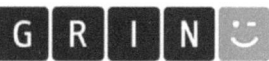

Germraj Nagendearajah

**Pay-for-Performance im deutschen Gesundheitswesen.
Determinanten erfolgsorientierter Vergütung**

GRIN Verlag

Bibliografische Information der Deutschen Nationalbibliothek:

Die Deutsche Bibliothek verzeichnet diese Publikation in der Deutschen Nationalbibliografie; detaillierte bibliografische Daten sind im Internet über http://dnb.d-nb.de/ abrufbar.

Dieses Werk sowie alle darin enthaltenen einzelnen Beiträge und Abbildungen sind urheberrechtlich geschützt. Jede Verwertung, die nicht ausdrücklich vom Urheberrechtsschutz zugelassen ist, bedarf der vorherigen Zustimmung des Verlages. Das gilt insbesondere für Vervielfältigungen, Bearbeitungen, Übersetzungen, Mikroverfilmungen, Auswertungen durch Datenbanken und für die Einspeicherung und Verarbeitung in elektronische Systeme. Alle Rechte, auch die des auszugsweisen Nachdrucks, der fotomechanischen Wiedergabe (einschließlich Mikrokopie) sowie der Auswertung durch Datenbanken oder ähnliche Einrichtungen, vorbehalten.

Impressum:

Copyright © 2013 GRIN Verlag GmbH
Druck und Bindung: Books on Demand GmbH, Norderstedt Germany
ISBN: 978-3-656-85422-7

Dieses Buch bei GRIN:

http://www.grin.com/de/e-book/285092/pay-for-performance-im-deutschen-gesundheitswesen-determinanten-erfolgsorientierter

GRIN - Your knowledge has value

Der GRIN Verlag publiziert seit 1998 wissenschaftliche Arbeiten von Studenten, Hochschullehrern und anderen Akademikern als eBook und gedrucktes Buch. Die Verlagswebsite www.grin.com ist die ideale Plattform zur Veröffentlichung von Hausarbeiten, Abschlussarbeiten, wissenschaftlichen Aufsätzen, Dissertationen und Fachbüchern.

Besuchen Sie uns im Internet:

http://www.grin.com/

http://www.facebook.com/grincom

http://www.twitter.com/grin_com

Universität Bremen

Fachbereich 11: Human- und Gesundheitswissenschaften

„Pay-for-Performance im deutschen Gesundheitswesen: Was sind die grundlegenden Determinanten von erfolgsorientierter Vergütung?"

Inhaltsverzeichnis

1. Einleitung 3
2. Definition 4
3. Qualitätsindikatoren 5
4. Anforderungen von Pay-for-Performance 8
   4.1. Anreizgestaltung bei Pay-for-Performance 9
   4.2. Beispiele für Pay-for-Performance-Konzepte 10
5. Positive Aspekte von Pay-for-Performance 12
6. Negative Aspekte von Pay-for-Performance 13
7. Fazit 14
Literaturverzeichnis 18

1. Einleitung

Seit dem vermeintlichen Ausschluss der Veto-Position der Kassenärztlichen Bundesvereinigung spätestens im Jahre 2008 infolge der Neuordnung des §140 SGB V sind neue Spielräume für die Leistungsvergütung in Form der Integrierten Versorgung entstanden.

Hierzu zählt auch die Pay-for-Performance-Vergütung, auch erfolgsorientierte Vergütung genannt. Sie stellt ein qualitätsorientiertes Vergütungssystem dar, welches mittels finanzieller Anreize die Qualitätssicherung in der Gesundheitsversorgung infolge einer Verhaltenssteuerung der Leistungserbringerseite erwirken soll (vgl. Universität Bremen & Bertelsmann-Stiftung, 2006).

Gerade bei den „US-amerikanischen Managed-Care-Ansätzen" hat sich die erfolgsorientierte Vergütung einen Namen gemacht (Braun et. al., 2009, S. 139): Speziell im Gebiet der „chronischen Erkrankungen wie Diabetes, Herz-Kreislauf-Erkrankungen und Asthma" tritt Pay-for-Performance als ausschlaggebende Vergütungsform in Erscheinung (s. ebd.).

Der Fokus in dieser Arbeit hingegen soll auf das deutsche Gesundheitswesen gelegt werden, so wird verschiedentlich erklärt, dass grundlegende nationale Interpretationen bezüglich des Pay-for-Performance-Modells im jeweiligen Gesundheitssystem vorliegen (vgl. Pfaff & Schrappe, 2010, S. 36; vgl. Lüngen et al., 2008, S. 164).

Die Vertragsparteien in der erfolgsorientierten Vergütung sind auf der einen Seite die Leistungserbringer, welche als Einzelpersonen agieren oder sich als Akteur in einem Netzwerk an einem Gesundheitsunternehmen bewegen (Braun et al., 2009, S. 12).

Der Pay-for-Performance-Ansatz verfügt als bisher einzige Vergütungsform über zwei Varianten der Ausgestaltung: Die monetären Mittel lassen sich zum einen durch einen Leistungsbezug betrachten, zum anderen auch durch eine Outcomekomponente (Ergebnisbezug) (vgl. Güssow et al. 2009, S. 13)

In der vorliegenden Seminararbeit möchte ich die relevanten Determinanten des Pay-for-Performance-Konzeptes darlegen. Dabei gehe ich der Frage nach, was die

Idee des Pay-for-Performance beinhaltet. Hierfür beginne ich mit einer Definition des Begriffes. Danach werde ich auf die Thematik der Qualitätsindikatoren eingehen, um folglich die Anforderungen von Pay-for-Performance zu untersuchen. Als nächstes werde ich die Anreizgestaltung in der Pay-for-Performance-Vergütung skizzieren, woraufhin ich drei verschiedene Konzeptionen dieser Vergütungsform vorstellen werde. In den darauffolgenden Kapiteln zeige ich positive und negative Aspekte von Pay-for-Performance auf. Schlussendlich werden die Ergebnisse der Analyse in einem Fazit zusammengefasst.

2. Definition

Für den Begriff Pay-for-Performance (P4P) besteht keine allgemein gültige Definition (vgl. Lüngen & Schwartze al., 2008, S. 157; vgl. Schöfski et al. 2011, S. 9). Im Prinzip bedeutet P4P die „Verknüpfung der Qualität mit der Höhe der Vergütung" (Lüngen & Schwartze al., 2008, S. 157). Gerber et al. (2008, S. 159) sehen in P4P die Ergänzung der Vergütungsfunktion um Qualitätsindikatoren. Der behandelnde Arzt erhält eine Vergütung, „deren Höhe sich nach dem Erfolg seiner Tätigkeit bemisst" (Hajen et. al., 2009, S. 159). Amelung und Zahn (2009, S. 19) reflektieren die generalisierte Begriffsbestimmung der American Medical Association (AMA), welche besagt, dass „die Vergütung an das Erreichen von definierten Zielen geknüpft ist" (vgl. Hensen & Roeder, 2008, S. 82). Abweichend zu den im Gesundheitswesen auftretenden Vergütungsmodellen ist in dieser Vergütungsform eine „Gewinnausschüttung" nach erfüllten Vorgaben charakteristisch (Schuman et al., 2009, S. 12).

Der erwünschte Effekt bei diesem Vergütungskonzept ist die Qualitätsverbesserung. Somit sind Arzt- und Patienteninteresse kongruent (vgl. Amelung & Zahn, 2009, S. 17; vgl. Paetow, 2009, S. 159). Bei Nichterreichung des Behandlungserfolges bleibt eine Bonusvergütung aus (vgl. Gabler, 2012). Laut Kranzer (2007, S. 94) wird P4P additiv zu vorhandenen Vergütungsarten angewendet. Emmert et al. (2011, S. 10) betonen, dass weitestgehend alle Definitionen nicht das Ausmaß der medizinischen Versorgung, sondern „die Qualität und Effektivität der Behandlung" als Richtmaß sehen.

3. Qualitätsindikatoren

Qualitätsindikatoren werden bestimmten Indikatorensystemen zugeordnet. In ihnen folgen sie als Einzelindikator determinierten Dimensionen (vgl. Schöffski et al., 2009, S. 376). So können sie jeweils die Struktur-, Prozess- oder Ergebnisqualität darstellen (vgl. Lauterbach et al., 2008, S. 159; vgl. Gabler, 2012; vgl. Emmert, 2008, S. 15).

Die Strukturqualität bezieht sich auf die gegebenen Rahmenbedingungen, die nach Donabedian „die richtigen Voraussetzungen [...] sind, um etwas regelgerecht und gut zu tun"(GBE Bund 2006, S. 172). Sie schließt die Gesamtheit der „personellen, technischen und finanziellen Ressourcen" ein (Emmert 2008, S. 15).

Die Prozessqualität lässt sich mit einer Art Kontrollliste abbilden, welches einem genormten, leitlinienkonformen Maßnahmenkatalog (clinical pathways) entspricht (vgl. Meusch et al., 2011, S. 90). Dieser greift bei bestimmten Ereignissen und empfiehlt ein jeweiliges Vorgehen. So bestimmt er, „dass das Richtige rechtzeitig und gut getan wird" (GBE Bund 2006, S. 172). Zu den zentralen Qualitäten der Prozessqualität zählt die Untersuchung der „eingesetzten Verfahren, Methoden und Techniken" der Leistungserbringung (Grethler, 2011). Unterschiedlich wird betont, dass Prozessqualität nicht nur an der medizinischen Leistungserbringung, sondern auch „an weichen Komponenten wie Serviceleistungen und der Informationspolitik des Leistungserbringers" misst (vgl. Emmert, 2008, S. 16 f.; vgl. Grethler, 2011; vgl. Klusen et al., 2011, S. 90).

Die dritte Kategorie, die Ergebnisqualität, untersucht, ob das Behandlungsziel erreicht wird: Die Ergebnisqualität legt das Outcome einer medizinischen Leistung offen. So lässt sich daraus ableiten, dass der „Zielerreichungsgrad einer therapeutischen Maßnahme konkret bewertet wird" (Piesker et al., 2011, S. 90; vgl. Emmert 2008, S. 17). Primär werden Fragestellungen betreffend der Wiederherstellung des Gesundheitszustandes, wder Lebensqualität und des persönlichen Befindens nach der abgeschlossenen Behandlung sowie der Reintegration in das Berufsleben betrachtet (Meusch et al., 2011, S. 90). Entsprechend des Bundesgesundheitsblattes (2006, S. 172) gilt die Ergebnisqualität als „der wichtigste Beurteilungsmaßstab" für medizinische Leistungen (vgl. Klusen et al., 2011, S. 90).

Die Erfolgsindikatoren (performance measures) können in vier Bewertungsdimensionen segmentiert werden: Auf der einen Seite sind dies klinische Indikatoren wie Kontrollmesswerte bei Hypertonikern oder die „Komplikationsraten bei Operationen" sowie subjektive Einflussgrößen wie die der Patientenzufriedenheit (Seitz, 2009, S. 126; vgl. Keller, 2011, S. 24). Auf der anderen Seite sind Qualitätsmanagementziele der Praxisorgansation und Kosteneffizienz aufführbar (vgl. Emmert et. al., 2011, S. 23; vgl. Schöffski et. al, 2011, S. 1; vgl. Keller, 2011, S. 24). Es ergeben sich fünf verschiedene Güteanforderungen an Indikatoren (vgl. Sohn et al., 2009, S. 276; vgl. Bellabarba, 2009, S. 88; vgl. Haeske-Seeberg, 2006, S. 231f).

Als erforderlich stellt sich heraus, dass ein Qualitätsindikator valide sein sollte. Diese Validität spricht die Genauigkeit eines Indikators an, d. h. „ob dieser das misst, was er messen soll" (Püschner, 2012, S. 55; vgl. Richter, 2004, S. 108; vgl. Haeske-Seeberg, 2006, S. 231; vgl. Bellabarba, 2009, S. 88). Weitergehend soll er ein enges Entsprechungsverhältnis zum Gesundheitsergebnis vorzeigen, anders ausgedrückt: „Der Verbesserung des Gesundheitsstatus" (Amelung & Zahn, 2009, S. 20)

Ein weiteres Gütekriterium ist die Reliabilität. Sie beschreibt die Konstanz - „die Stabilität über verschiedene Messpunkte hinweg" - eines Indikators (Püschner, 2012, S. 55; vgl. Richter, 2004, S. 108): Wie präzise und verlässlich verhält sich der Qualitätsindikator zu unterschiedlichen Zeitpunkten (vgl. ebd.; vgl. Bellabarba, 2009, S. 88)?

Ebenso elementar ist es für einen Indikator, dass dieser eine Sensitivität aufweist. Diese attestiert ihm die Empfindlichkeit „z. B. gegenüber Veränderungen bezogen auf den Krankheitsverlauf" (Püschner, 2012, S. 55; vgl. Bellabarba, 2009, S. 88; vgl. Haeske-Seeberg, 2006, S. 231f).

Nicht außer Acht zu lassen ist die Praktikabilität des Indikators. Dieses Prinzip meint die Umsetzbarkeit und Operationalisierbarkeit (vgl. Roick, 2009, S. 84; vgl. Bellabarba, 2009, S. 88). Im engeren Sinne wird der „praktikable Aufwand bei der Datenerhebung" sowie überhaupt „die Verfügbarkeit der Daten" berücksichtigt (s. ebd.).

Im Übrigen, als letzte Kondition, bedarf der Indikator einer gewissen Beeinflussbarkeit: Hieraus ist zu verstehen, dass eine Art Option auf „individuelle Modifikation der gewählten Indikatoren" gegeben ist (Roick, 2009, S. 84; vgl. Schöffski et al., 2009, S. 376).

Überdies differieren die Ansichten zu den Definitionskriterien eines idealen Qualitätsindikators. Beispielsweise äußern Braun et al. (2009, S. 139) als unabdingbares Postulat die „Skalierbarkeit". Folgende Bewertungskriterien demgegenüber nennen Güssow et al. (2009, S. 139) als bedeutungsvoll: Sie (Güssow et al., 2009, S. 139) erwähnen die klinische Qualität und Effektivität (wie z. B. Durchimpfungsrate) auf. Ferner spielen für Schuman et al. (2009, S. 139) die Kommunikationswege eine Rolle. Hier werfen sie (s. ebd.) ihren Blick auf den möglichen Einsatz von Informationstechnologien wie die elektronische Patientenakte. Zusätzlich schauen sie (s. ebd.) auf die Möglichkeit der Evaluation. Mithilfe ihrer wird die „Zufriedenheit der Patienten" anhand von „vertraglich vereinbarten Patientenbefragungen" evaluiert. Nicht zuletzt bringen Braun et al. (2009, S. 139) die Wirtschaftlichkeit als einen denkbaren Qualitätsindikator. Zusammenfassend fällen Schrappe & Gültekin (2011) das Urteil, dass P4P „valide Qualitätsindikatoren" erfordert.

Es existieren in Deutschland zwei Institutionen, die sich mit der Entwicklung von Qualitätsindikatoren beschäftigen: Zum einen ist dies das Ärztliche Zentrum für Qualität in der Medizin: Standards for Quality Measures, zum anderen die Geschäftsstelle Qualitätssicherung: Qualitätsindikatorendatenbank (Lüngen & Schwartze, 2008, S. 5). Auf Seiten der Kassenärztlichen Bundesvereinigung bildet sich das AQUIK heraus, ein Qualitätsindikatoren-Set für die ambulante Versorgung (vgl. Schrappe & Gültekin, 2011, S. 167). Darüber hinaus ergründen die Helios Kliniken GmbH (in Kooperation mit der AOK) ihre QSR Qualitätsindikatoren (vgl. ebd.). Dies ist eine kurze Aufführung von einigen Qualitätsindikatorensystemen, weltweit ist eine Vielzahl von ihnen „mit unterschiedlichen Zielsetzungen, Inhalten und Adressaten" auffindbar (Voss et al., 2009, S. 376)

4. Anforderungen von Pay-for-Performance

Die Intention des Pay-for-Performance-Konzeptes liegt darin, die Anreizwirkung für eine „Verbesserung der medizinischen Versorgungsqualität" zu steigern sowie die Optimierung der Qualität auch im administrativen Management zu implementieren (Seeger, 2011, S. 62). Um dies zu erfüllen, werden bestimmte Voraussetzungen und Anforderungen benötigt. Als essentiell ist zu beachten, dass Leistungsinanspruchnehmer und andere Nutzer des Gesundheitswesens rational agieren (Schrappe, 2010, S. 203).

Seeger (2011, S. 62) verlautbart, dass die ermittelten Qualitätsmessungen und die herangezogenen Qualitätsindikatoren operationalisierbar sein müssen: Sie sollten beiderseits, für Leistungserbringer und Krankenkassen, mit adäquaten Aufwand „messbar und auch ausreichend belastbar sein". Schrappe (2010, S. 203) ergänzt, dass die ausgewählten Qualitätsindikatoren sich auch „mit notwendigen, anderweitigen Entwicklungen widerspruchsfrei darstellen" lassen. Zudem müssen in der Praxis Qualitätsanforderungen grundsätzlich ohne ausgedehnte Einzelfalldiskussionen erzielbar sein und realisiert werden (Seeger, 2011, S. 62).

Gleichermaßen sollte die externe Motivation durch die Publikation der Qualitätsinformationen und mittels finanzieller Anreize die „interne, professionelle Motivation" der Leistungserbringer intensivieren (Schrappe, 2010, S. 203). Ebenfalls bedarf der Umfang der Verträge und der qualitätsabhängige Part der Vergütung eines Ausmaßes, welches „eine hinreichende Anreizwirkung im operativen Geschäft auslöst" (Seeger, 2011, S. 62). Die Verwirklichung der Verträge soll Seeger (2011, S. 62) und Bade (2008, S. 34) zufolge unter wirtschaftlich sinnvollen und marktfähigen Bedingungen ablaufen.

4.1. Anreizgestaltung bei Pay-for-Performance

Es gibt drei unterschiedliche Optionen um die Bonuszahlungen bei einer Qualitätsverbesserung in Pay-for-Performance-Programmen anzuerkennen. Die Bonuszahlung kann jeweils an absolute Top-Performer, an relative Delta-Performer oder auch an relative Top-Performer adressiert sein (Emmert et al., 2011, S. 107).

Orientiert sich der Anreiz am Erreichen eines bereits festgesetzten Schwellenwertes, profitieren ausschließlich die absoluten Top-Performer von der Prämienzahlung (vgl. Christianson et al., 2008, S. 31). Ein Behandlungsteam verdient sich etwa eine Bonuszahlung, wenn eine Impfrate von mindestens 90% bei den Kindern in der Patientenschaft vorliegt (vgl. Achat et al., 1999, S. 285). Vorteilhaft bei dieser Vergütungsart ist, dass die Vorgabe des Schwellenwertes klare Erwartungen hervorrufen, die wiederum Unsicherheiten reduzieren. Ebenso positiv ist die bessere Planung durch den vorgegebenen Richtwert (Scheppach et al., 2011, S. 18).

Nachteilig ist zu beurteilen, dass bei Leistungsstarken – wenn der absolute Wert erreicht wird – der Anreiz zur Leistungsverbesserung geschmälert wird. Leistungsschwächere hingegen werden in dieser Honorarsystematik gravierend demotiviert eine Qualitätsverbesserung zu vollziehen (Schöffski et al., 2011, S. 18).

Die zweite Variante betrifft die Vergütung der relativen Delta-Performer: Hier wird die Leistungsveränderung gegenüber der Vorjahresperformance oder Vergangenheitswerten verglichen (vgl. Rosenthal et al., 2004, S. 143). Gleichfalls besteht die Chance für „Ärzte mit bislang geringer Leistung" eine Prämienzahlung für verbesserte Behandlungsqualität zu erhalten, auch wenn der maßgebliche Wert nicht erreicht wird (Emmert et al., 2011, S. 18). Zudem basieren die Werte nicht auf „veralteten Benchmarks" und reflektieren den „aktuellen wissenschaftlichen Stand" (Emmert et al., 2011, S. 18; vgl. Christianson et al., 2008, S. 31). Als unerwünschter Effekt tritt der Ceiling Effect zum Vorschein: Da leistungsstarke Ärzte sich bereits durch ein hohes Leistungsniveau charakterisieren, hat dies zur Folge, dass weitere qualitative Entwicklungsmöglichkeiten gering sind (Shi, 2008, S. 13f). Gleichermaßen kann das Interesse zur Leistungssteigerung bei den Leistungsschwächeren beeinträchtigt werden (Scheppach et al., 2011, S. 18).

Abschließend resultiert die dritte Alternative, indem ein Leistungsranking der möglichen Adressaten (relative Top-Performer) aufgestellt wird. Die Prämienausschüttung steht dabei in externer Korrelation zum Qualitätsergebnis anderer Praxen und Krankenhäuser. Exemplarisch erhalten nur „die besten 10% der Krankenhäuser [...] einen Bonus", bei den Übrigen bleibt eine Zahlung aus (Schöffski et al., 2011, S. 17). In diesem Vergütungstypus liegt der Nutzen darin, dass ein Wettbewerb unter den Leistungsbesten forciert wird. Der Pluspunkt in dieser Vergütungsvariation ist darin erkennbar, dass Leistungserbringer mit unterdurchschnittlicher Leistung angeregt werden, bessere Resultate hervorzubringen (Scheppach et al., 2011, S. 18). Weiterhin ist bei dieser Bonifikation im Vorfeld nicht gesichert, ob sich die Bemühung um die Qualitätssteigerung rentiert. Desgleichen emergiert auch hier der „ceiling effect", der Leistungsstarken signifikante Qualitätssteigerungen abspricht (Emmert et al., 2011, S. 18).

4.2. Beispiele für Pay-for-Performance-Konzepte

Die Ausgestaltung von Pay-for-Performance-Programmen ist sehr heterogen. Sie unterscheiden sich in dem Vorkommen beispielsweise existierender Anreize, der Qualitätsindikatoren, der Anreizempfänger sowie Kosten und stellen somit jedes für sich eine Einzigartigkeit dar (Scheppach et al., 2011, S. 23; vgl. Emmert, 2008, S. 74).

1. Fallbeispiel Reproduktionsmedizin

Als Pioniermodell des ergebnisorientierten Vergütungskonzeptes wird laut Ärzteblatt folgendes Exempel (vgl. 2009) erklärt:

Im Bereich der Reproduktionsmedizin haben Betriebskassen selektive Verträge mit Reproduktionsmedizinern geschlossen. Die Durchschnittskosten eines künstlichen Befruchtungsversuches belaufen sich auf 1.000 Euro. Anstelle der durchschnittlichen Kosten für einen künstlichen Befruchtungsversuches, zahlen die Betriebskassen einen Pauschalwert von 720 Euro an die Mediziner aus. Bei einem erfolgreichen Befruchtungsversuch (erwünschter Outcome) wird ein Zuschuss von 2159 Euro gewährt. Ab einer Befruchtungserfolgsquote von 18% führt dieses ergebnisorientierte Vergütungsmodell zum Benefit der Ärzteschaft (vgl. Ärzteblatt, 2009; vgl. Seitz, 2009, S. 128).

Als kritisch hierbei können Manipulationsversuche zu verbesserten Ergebnissen mit Verfahren genannt werden, die möglicherweise nicht leitliniengetreu sind und Qualitätsstandards widersprechen.

2. Fallbeispiel: Techniker Krankenkasse & Deutsche Gesellschaft für Schmerztherapie

Ein interdisziplinäres und multiprofessionelles Behandlungsteam aus Ärzten, Physiotherapeuten und Psychologen behandelt Patienten mit Schmerzsymptomen „nach definierten Qualitätsstandards" (Ärzteblatt, 2009; vgl. Seitz, 2009, S. 128). Erlangt der Patient nach vier Wochen seine Arbeitsfähigkeit (Outcome) und erhält sich diese bei, erzielt das Behandlungsteam „einen Bonus von zehn Prozent" (s. ebd.) Falls nach acht Wochen das Behandlungsziel nicht realisiert wird, „wird das Honorar um fünf Prozent gekürzt" (Ärzteblatt, 2009; vgl. Seitz, 2009, S. 128).

Problematisch wird es dann, wenn Patienten mit besonders starker Schmerzsymptomatik (Härtefälle) in die Arbeitsfähigkeit gedrängt werden um seitens der Behandelnden eine Sanktion von fünf Prozent Honorarabzug zu vermeiden.

3. Fallbeispiel: Diabetologische Schwerpunktpraxen in Niedersachsen

Seit dem 1. April 2012 werden in Niedersachsen ausgewählte Praxen mit Spezialisierung auf das Krankheitsbild Diabetes nach dem Pay-for-Performance-Prinzip vergütet. Als zwingende Voraussetzung müssen die diabetologischen Schwerpunktpraxen einschlägige Fortbildungsseminare bei der Kassenärztlichen Vereinigung Niedersachsen abgeleistet haben. Anschließend können sich die Praxen durch die Benennung "diabetologische Fußambulanz" auszeichnen (vgl. Ärztezeitung, 2012).

Das Versorgungskonzept umfasst spezielle Schulungsprogramme (Hypoglykämie-Selbstmanagement) für insulinbehandelte Diabetiker. Darüber hinaus besteht für (pflegende) Angehörige (u. a. Ehepartner, Kinder) die Gelegenheit für entsprechende Einzelschulungen. Analog, für ältere Diabetes-Typ-2-Patienen liegt das Strukturierte Geriatrische Schulungsprogramm (SGS) vor (vgl. ebd.). Das Vergütungsverfahren gestaltet sich so, dass das Behandlungsteam für die volle Vergütung angehalten wird, einzelne Qualitätsziele zu erreichen. So wird verlangt, dass bei 90 Prozent der Patientenschaft eine Bestimmung der Albuminausscheidung im Urin oder eine jährliche Augenuntersuchung - welche bedeutsame Referenzwerte in der Diabetestherapie sind - durchgeführt wird. Das nicht erreichte Qualitätsziel würde, wie für die erfolgsorientierte Vergütung bezeichnend, Abschläge in der Vergütung bedeuten (vgl. ebd.). Die Konsequenz, sich als diabetologische Fußambulanz anerkennen zu lassen, wäre von der Spezialistenzuweisung zu profitieren, welche wiederum für mehr (v. a. schwergradige) Behandlungsfälle sorgen würde. Vielversprechend erscheint, angesichts der optionalen Regelung (entweder Albuminwert-Bestimmung oder Augenuntersuchung), ein weniger starres Vergütungsmuster. Demzufolge ergibt sich ein größerer Handlungsspielraum für das behandelnde Team, sich dem Qualitätsziel zu nähern.

5. Positive Aspekte von Pay-for-Performance

Der wesentliche Vorteil von Pay-for-Performance präsentiert sich darin, dass die Anreizwirkung eine Qualitätsverbesserung nach sich zieht. Hiervon lukrieren neben den Ärzten auch Patienten und Kostenträger, da schädliche und kostenintensive Behandlungs- und Medikationsfehler sowie Doppeluntersuchungen per evidenzbasierter Medizin reduziert werden (Schöffski et al., 2011, S. 12). Daher ist die erfolgsorientierte Vergütung ebenso patientenorientiert, da sie die Verbesserung des Gesundheitszustandes indirekt in den Mittelpunkt rückt und die mit ihr einhergehenden, erreichten Messparameter honoriert werden (vgl. Galas, 2000, S. 171). Gemäß Scheppach et al. (2011, S. 12) profitieren besonders der Bereich der chronischen Erkrankungen sowie Präventionsmaßnahmen von den erheblichen Qualitätssteigerungen.

Die fortwährende Messung der Qualitätsindikatoren über den Behandlungsverlauf sichert eine „langfristige Kontrolle der ärztlichen Leistung" (Emmert et al., 2011, S. 12). Einerseits führt dies bei den Kostenträgern zu einer besseren

Nachvollziehbarkeit über anfallende Behandlungskosten, andererseits ergibt sich ihnen eine erhöhte Transparenz (Schöffski et al., 2011, S. 12).

Mehrheitlich werden im Zuge von Pay-for-Performance-Programmen die ärztlichen Leistungsdaten beispielsweise im Internet veröffentlicht. Dieses als Public Reporting (PR) bezeichnete Verfahren induziert nicht nur eine verstärkte Entscheidungsbeeinflussung der Patienten hinsichtlich der Heilbehandlung, sondern belebt auch den wettbewerblichen Konkurrenzkampf zwischen den Leistungserbringern (Scheppach et al., 2011, S. 12; vgl. Paetow, 2009, S. 159; vgl. Hensen & Roeder, 2008, S. 82). Es ist damit zu rechnen, dass Patienten Leistungserbringer mit schlechten Qualitätsergebnissen meiden und sich an Spezialisten mit besseren Qualitätswerten orientieren werden (Emmert, 2008, S. 74). Aus ökonomischer Sicht können Pay-for-Performance-Ansätze zu einer Kostenreduktion beitragen: Laut Emmert et al. (2001, S. 11) sinkt die Wahrscheinlichkeit von Folgeerkrankungen und Komplikationen bei einer qualitativ hochwertigen Behandlung.

6. Negative Aspekte von Pay-for-Performance

Es zeigt sich ein Spannungsfeld auf, da verschiedene Erfolgskriterien als Behandlungserfolg gewertet werden können.

In der allgemeinen Diskussion ist es nicht unumstritten, ob für Pay-for-Performance-Programme „zusätzliche Finanzmittel" bereitgestellt werden sollen oder von der Summe der Gesamtvergütung ein Abschlag subtrahiert wird (Gerber et al. 2008, S. 164). Weiterhin ambivalent ist, ob Qualitätsziele oder Qualitätsverbesserungen für P4P normiert werden sollen (Lauterbach et al., 2008, S. 164).

Zu den Nachteilen zählen vor allem Messprobleme, die sich bei den Qualitätsindikatoren ergeben und hohe administrative Kontrollkosten durch den Dokumentationsbedarf des Pay-for-Performance-Programmes (Amelung & Zahn, 2009, S. 17; vgl. Gültekin & Schrappe, 2011, S. 169). Die Messproblematik entsteht gerade durch die multifaktorielle Kausalität von Krankheit und Gesundheit: Nebst der medizinischen Versorgung sind Faktoren wie das soziale Umfeld, physische Umweltbelastungen, individuelle Verhaltensweisen und genetische Vorbelastungen mitentscheidend (Emmert, 2011, S. 13). Ebenso wird der Patient im Behandlungsprozess möglicherweise bei mehreren Leistungserbringern vorstellig, so dass es umso schwieriger wird „den Anteil eines Leistungserbringers am Behandlungserfolg zu quantifizieren" (Schöffski et al., 2011, S. 13).

Des Weiteren besteht für Patienten die Gefahr eines verschlechterten Zugangs zur Versorgung „durch negative Risikoselektion der Anbieter" oder eine Versteifung auf die an den Anreiz gekoppelten Indikatoren „ohne Verbesserung oder sogar mit Verschlechterung der Gesamtversorgung" (Gültekin & Schrappe, 2011, S. 169).

Vorstellbar ist unter diesem Gesichtspunkt auch die Tatsache, dass Leistungen erbracht werden, die zwar den Punktwert zum Zuschlag anheben, aber nicht notwendig sind. Auch Datenmanipulation und Betrugsfälle könnten eine negative Rolle spielen.

Zudem können Pay-for-Performance-Konzepte zu einer Deprivation vulnerabler Patientengruppen führen, beispielsweise bei nicht mit erfolgsorientierter Vergütung bedachten Krankheitsgruppen oder aber durch die Ressourcenkonzentration in eben solchen Pay-for-Performance-Programmen (vgl. Gültekin & Schrappe, 2011, S. 169; vgl. Schöffski et al., 2011, S. 12).

7. Fazit

Auf den ersten Blick erscheint die Pay-for-Performance-Vergütung als eine scheinbar innovative, zukunftsorientierte Vergütungsform für Deutschland. Positiv sticht die Tatsache heraus, dass Pay-for-Performance eine Reformoption verkörpert, die sich nicht wie häufig primär auf Kostenreduktion oder Einsparungen versteift, sondern das Augenmerk auf Qualitätsverbesserungen richtet. Pay-for-Performance unterscheidet sich als Maßnahme ebenso von anderen, die auf Patientenseite mit restriktivem Charakter wie z. B. erhöhte Zuzahlungen ansetzen. Stattdessen wird der Leistungserbinger mittels monetärer und nicht-monetärer Anreize animiert, eine verbesserte Behandlungsqualität aufzuzeigen: Die Qualitätsentwicklung wird nicht unerheblich gefördert, ein Reflexionsprozess über die Qualitätsergebnisse wird initiiert.

Auf der anderen Seite wird sichtbar, dass der Schwerpunkt auf einen Ergebnisfokus gelegt wird, wobei möglicherweise nicht mehr nachvollzogen wird, wie das Resultat erreicht wird. Dies kann sich als ein verstärktes Risiko für Patienten offenbaren. Ebenfalls könnten Effekte wie „Gaming the system" mit Miscoding und Upcoding von Patientenakten sowie Patientenselektion zu deren Nachteil führen. Im Kontext hierzu können die Kosten für Erfassung von Qualitätsdaten und für deren Kontrolle in erheblichem Maße entscheidend sein.

Auch kann eine Art Teufelskreis generiert werden, wenn qualitativ schlechtere Leistungserbringer keine Prämienzahlungen gutgeschrieben bekommen und so ihre Qualitätsentwicklung nicht weiter verbessert werden kann. In letzter Konsequenz bedeutet dies, dass zwischen den Leistungserbringern die Qualitätsunterschiede zu Lasten der Versorgungslandschaft zunehmen.

Gleichfalls korreliert der Erfolg einer Behandlung auch mit der Therapietreue (Compliance) des Patienten. Gerade im ambulanten Sektor ist eine Kontrolle der Medikamenteneinnahme nur limitiert möglich. Ob Therapieempfehlungen der Ärzte von Patienten umgesetzt werden, ist nahezu unüberprüfbar. Daher lässt der Behandlungserfolg nur begrenzt Rückschlüsse auf das ärztliche Handeln zu.

Nicht ganz unbedeutend ist die Akzeptanz der Leistungserbringer gegenüber Pay-for-Performance. Als ungeklärt kann angesehen werden, ob die monetären Anreize (Höhe des leistungsbezogenen Honoraranteils) in den geplanten Maßen in Pay-for-Performance-Programmen genügen, um eine qualitativ verbesserte Versorgung zu erzielen. Sicherlich ist somit mit einer verstärkten Profitorientierung bei der Leistungserstellung im Gesundheitswesen zu rechnen.

Fundamental für Pay-for-Performance, wie im Kapitel 3 näher beleuchtet, ist die Qualität der einbezogenen Messparameter: Die vorhandene Problematik, ob und inwiefern Qualität messbar ist, stellt zweifellos eine große Herausforderung dar.

Zugleich ist es unabdingbar auf IT-gestütze Informationssysteme (elektronische Patientenakte etc.) zu verzichten: Sie bedeuten die Grundlage für erfolgsorientierte Vergütungsansätze, da Dokumentation und Evaluation so ermöglicht werden können. Besonders für das Public Reporting sind digitale Daten notwendig. Anhand der Reputationseffekte des Public Reporting wird dieser als großer Motivationsverstärker gehandelt (vgl. Kapitel 4). Komplementär zu den monetären

Reizen könnte so ein besseres Gelingen von Pay-for-Performance prognostiziert werden.

Bedenklich mit Hinblick auf die erfolgsorientierte Vergütung ist, dass bestimmte, die Bonuszahlungen bedingenden Faktoren mehr beachtet werden könnten als für die Vergütung irrelevanter Variablen. Denn unter diesen Umständen unterliegen die nicht berücksichtigten Areale der Versorgungslandschaft einem möglicherweise eklatanten Qualitätsdefizit. Daher ist es ratsam, bestehende Kriterien kontinuierlich zu modifizieren, um ein Abzielen auf gewählte latente Größen zu verhindern. In diesem Zusammenhang ist es genauso substanziell eine Taktik der Ausrichtung nach leicht zu erreichenden Zielen zu unterbinden, da dies, wie schon eingangs thematisiert, die Risikoselektion begünstigt.

Ein besonderer Schlüsselbereich ist die Motivierung der leistungsschwächeren Behandlungsteams: Umso einleuchtender zeichnet sich ab, dass absolute Ergebniswerte bei ihnen zu demoralisierenden Verhalten verleiten. So ist es hier empfehlenswert, die (positiven) Veränderungen, beispielsweise zum Vorjahreszeitraum, für Honorarzahlungen in Erwägung zu ziehen, um die Leistungserbringer zu weiteren Leistungssteigerungen zu ermutigen. Analog hierzu ist die Sachlage bei den leistungsstarken Performern ähnlich: Wie in Kapitel 4.1. beschrieben, setzt bei ihnen der „ceiling effect" ein. An dieser Stelle weiter zu motivieren, obwohl die Qualitätsziele erreicht werden, signifiziert die Schwierigkeit der Motivationsgestaltung. Häufig ist in diesen Fällen „nur" das Halten des Qualitätsniveaus als Zielvorgabe deklarierbar, was aus einer subjektiven Perspektive als motivationssenkende Stagnation missverstanden werden könnte.

Summa Summarum lässt sich konkludieren, dass Pay-for-Performance generell ein Instrument aus einem Pool verschiedener ökonomischen Fehlanreizen entgegensteuernder Vergütungssystemen ist. Auch wie jede andere Vergütungsart ist Pay-for-Performance mit spezifischen Fehlanreizen (Patientenselektion, Datenmanipulation etc.) behaftet.

Typisch für das Pay-for-Performance-Modell in Deutschland mutet an, dass die medizinische Ergebnis-/Outcomequalität deutlich in den Blickpunkt gerückt wird. Dies wird einerseits bei der Beleuchtung ausländischer Pay-for-Performance-Programme, welche z. B. IT-Investitionen oder Steigerung der

Patientenzufriedenheit belohnen, augenscheinlich. Andererseits wird die Ergebnisorientierung, wie in Kapitel 4.2. mit Hilfe von Beispielen konkretisiert, exemplifiziert.

Als Ergebnis dieser Ausarbeitung kann resümiert werden, dass Pay-for-Performance-Konzepte potenziell den Erwartungen an die Qualitätsentwicklung durchaus gerecht werden. Es ist eher fraglich, ob es in einem reinen monokausalen Pay-for-Performance-Anreizsystem gelingt. Vielmehr sollte Pay-for-Performance als ein additiver Vergütungstypus – welcher in andere Vergütungsformen implementiert ist oder mit ihnen kovariierend interagiert – verstanden werden.

Literaturverzeichnis

Achat, H., Burgress, M & McIntyre, P. (1999). Health care incentives in immunization. Australian and New Zealand Journal of Public Health, 23, 285-288.

Bade, T. (2008). Hilfsmittel- und HomeCare Versorgung in Deutschland. Fürth: Salenus GmbH.

Bellabarba, J. (2009). Prozessmessung. In J. Bellabarba & C. Kuch (Hrsg.), Qualitätsmanagement jenseits von Checklisten: Wie Qualitätsmanagement in der Praxis wirklich Nutzen bringt (S.87-92). Berlin: MWV.

Braun, G. E., Schumann A. & Güssow, J. (2009). Bedeutung innovativer Versorgungsformen und grundlegende Finanzierungs- und Vergütungsaspekte: Einführung und Überblick über die Beiräge. In G. E. Braun, J. Güssow, A. Schumann & G. Heßbrügge (Hrsg.), Innovative Versorgungsformen im Gesundheitswesen. Konzepte und Praxisbeispiele erfolgreicher Finanzierung und Vergütung (S. 3-20). Köln: Deutscher Ärzte-Verlag.

Christianson, J. B., Leatherman, S., & Sutherland, K. (2008). Lessons from evaluations of purchaser pay-for-performance programs: A review of the evidence. Medical Care Research and Review, 65(6 Suppl), 5S–35S.

Emmert, M (2008). Pay for Performance (P4P) im Gesundheitswesen. Ein Ansatz zur Verbesserung in der Gesundheitsversorgung? Norderstedt: BoD.

Emmert, M., Scheppach, M. & Schöffski, O. (2011). Pay for Performance(P4P) im Gesundheitswesen: Leitfaden für eine erfolgreiche Einführung. Norderstedt: BoD.

Fernandopulle, R., Landon, B., Rosenthal, M. B. & Song, H. R. & (2004). Paying for quality: Providers' incentives for quality improvement. Health Affairs (Millwood) 23 (2): 127-141.

Galas, E. (2000). Krankenversicherung und Diabetes mellitus: Konzepte zur Verbesserung der Versorgung von Diabetikern. Karslruhe: Verlag Versicherungswirtschaft.

Gerber, A., Lauterbach, K. W. & Lüngen, M. (2008). Pay-for-Performance: Neue Impulse für den Wettbewerb zwischen Krankenhäusern. In J. Klauber, B.-P. Robra

& H. Schellschmidt (Hrsg.), Krankenhaus-Report 2007 (S.157-170). Stuttgart: Schattauer Verlag.

Gültekin, N. & Schrappe, M. (2011). Pay for Performance (P4P). Langfristige Effekte und Anreizwirkungen Bundesgesundheitsblatt 2011. 54:166–170.

Keller, T. (2011). Der "Pay for Performance"-Ansatz: Ein Weg zu mehr Versorgungsqualität und Patientenzufriedenheit im deutschen Krankenhauswesen. Hamburg: Diplomica Verlag.

Kranzer, A. (2007). Auswirkungen und Erfolgsfaktoren von Disease Management: Versorgungsansätze für chronisch kranke Patienten am Beispiel von Asthma und chronisch obstruktiver Lungenerkrankung. Heidelberg: Springer.

Gesundheitsberichterstattung (GBE) des Bundes (2006): Struktur-, Prozess- und Ergebnisqualität. In: Gesundheit in Deutschland. Robert-Koch-Institut (Hrsg.), Kapitel 4.3.1. Berlin.

Haeske-Seeberg, H. (2006). Handbuch Qualitätsmanagement im Krankenhaus: Strategien, Analysen, Konzepte. Stuttgart: W. Kohlhammer.

Hajen, L., Paetow, H. & Schumacher, H. (2009). Gesundheitsökonomie: Strukturen – Methoden – Praxis. Stuttgart: W. Kohlhammer.

Hensen, P. & Roeder, N. (2008). Management im Gesundheitswesen. In P. Hensen & N. Roeder (Hrsg.), Gesundheitsökonomie, Gesundheitssystem und öffentliche Gesundheitspflege: Ein praxisorientiertes Kurzlehrbuch (S.53-120). Köln: Deutschr Ärzte-Verlag.

Pfaff, H. & Schrappe, M. (2010). Einführung in die Versorgungsforschung. In H. Pfaff, E. A. Neugebauer, G. Glaeser & M. Schrappe (Hrsg.), Lehrbuch Versorgungsforschung. Systematik. Methodik. Anwendung (S.1-40). Stuttgart: Schattauer.

Püschner, F. (2012). Analyse der regionalen psychiatrischen Versorgung im Rhein-Kreis Neuss aus Patienten- und Versorgerperspektive. Münster: LIT Verlag.

Richter, D. (2004). Qualitätsindikatoren für die psychiatrische Versorgung – eine Übersicht über Kriterien, Methoden und Probleme. Krankenhauspsychiatrie 15: 104-115.

Roick, C. (2009). Bedeutung und Einsatzmöglichkeiten von Qualitätsindikatoren aus Sicht des AOK- Bundesverbandes. In T. Becker, W. Gaebel & H: Spiessl (Hrsg.), Routinedaten in der Psychiatrie: Sektorenübergreifende Versorgungsforschung und Qualitätssicherung (S.77-86). Heidelberg: Springer.

Schöffski, O., Sohn, S. & Voss, H. (2009). Informationsmanagement und Controlling in Arztpraxen und Ärztenetzen. In R. Busse, J. A. Schreyögg & O. Tiemann (Hrsg.), Management im Gesundheitswesen (S.373-380). Heidelberg: Springer.

Schrappe, M. (2010). Qualitätswettbewerb. In H. Pfaff, E. A. Neugebauer, G. Glaeske & M. Schrappe (Hrsg.), Lehrbuch Versorgungsforschung. Systematik. Methodik. Anwendung (S. 203-207). Stuttgart: Schattauer.

Seitz, R. (2009). Innovative Versorgung und Vergütung: Ziele und Umsetzung beim BKK Landesverband Bayern. In G. E. Braun, J. Güssow, . Schumann & G. Heßbrügge (Hrsg.), Innovative Versorgungsformen im Gesundheitswesen. Konzepte und Praxisbeispiele erfolgreicher Finanzierung und Vergütung (S.119-130). Köln: Deutscher Ärzte-Verlag.

Internetquellen

Amelung, V. E. & Zahn, T. P. (2009) Pay-for-Performance (P4P) – Der Business Case für Qualität?

Verfügbar unter:

http://www.fmc.ch/uploads/tx_templavoila/P4P-Studie_Amelung_DxCG_v0.5.pdf [23.03.2013]

Bertelsmann Stiftung & Universität Bremen, Zentrum für Sozialpolitik (Hrsg.) Anreize zur Verhaltenssteuerung im Gesundheitswesen. Effekte bei Versicherten und Leistungsanbietern

Verfügbar unter:

http://www.bertelsmann-stiftung.de/cps/rde/xbcr/bst/Verhaltenssteuerung_Chartbook_final.pdf [21.03.2013]

Deutsche Ärztezeitung (2012).

Verfügbar unter:

http://www.aerztezeitung.de/politik_gesellschaft/berufspolitik/article/810157/niedersachsen-pay-for-performance-diabetes.html [17.03.2013]

Gabler Wirtschaftslexikon (2012).

Verfügbar unter:
http://wirtschaftslexikon.gabler.de/Definition/verguetungssystem.html [13.03.2013]

Lüngen M & Schwartze D. (2008). Messung der Qualität medizinischer Versorgung - Potenziale der Qualitätssicherung mit Routinedaten und Pay-for-Performance Ansätze. Studien zu Gesundheit, Medizin und Gesellschaft 2008; Köln: Ausgabe NR. 04/ 2008 vom 27.10.2008.

Verfügbar unter:

http://www.uk-koeln.de/kai/igmg/sgmg/2008-04_qualitaetsindikatoren.pdf [28.03.2013]

Seeger, D. G. (2011). Nur Marketing? Mindestanforderungen an „P4P"-Verfahren.

Dtsch med Wochenschr 2011; 136: S62

Verfügbar unter: https://www.thieme-connect.de/ejournals/html/10.1055/s-0031-1286091 [19.03.2013]

Shi, Y. (2008). What impact does physician pay-for-performance program have on the quality of health care in office-based chronic disease care? - A systematic review.
SEARCH Faculty, University of Alberta Business School.
Verfügbar unter:
http://www.searchca.net/users/FolderData/%7B2ED07D32-E9F8-4C72-B197-8C0D3B27A794%7D/Yong%27s%20local%20project-P4P-Dec08.pdf [03.03.2013]